DES INDICATIONS

DES

EAUX DE ROYAT

DANS LES

AFFECTIONS PULMONAIRES

PAR LE

D**r** Ch. CHAUVET

Ancien interne des hôpitaux de Lyon
Lauréat de la Faculté de médecine de Paris
Ex-chef de clinique à la Faculté de médecine de Lyon
Médecin consultant aux eaux de Royat.

DEUXIÈME ÉDITION

PARIS

IMPRIMERIE F. LEVÉ

17, RUE CASSETTE, 17

1887

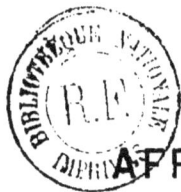

DES INDICATIONS

DES

EAUX DE ROYAT

DANS LES

AFFECTIONS PULMONAIRES

PAR LE

Dʳ Ch. CHAUVET

Ancien interne des hôpitaux de Lyon
Lauréat de la Faculté de médecine de Paris
Ex-chef de clinique à la faculté de médecine de Lyon
Médecin consultant aux eaux de Royat.

DEUXIÈME ÉDITION

PARIS

IMPRIMERIE F. LEVÉ

17, RUE CASSETTE, 17

1887

DES INDICATIONS

DES

EAUX DE ROYAT

DANS LES

AFFECTIONS PULMONAIRES

La station thermale de Royat reçoit chaque année un grand nombre de malades atteints d'affections pulmonaires. Parmi ces malades, la plupart retirent un grand bénéfice de leur traitement; d'autres, an contraire, ne gagnent que ce qu'ils auraient gagné à un séjour au grand air, dans un lieu un peu élevé, tandis qu'ils auraient pu obtenir un meilleur résultat auprès d'une autre station.

La composition chimique, la thermalité d'une eau minérale ne fournissent pas toujours une indication suffisante pour le médecin traitant; tout le monde connaît les résultats obtenus dans des stations dont la minéralisation est des plus faibles. Il faut encore que le médecin soit sûr que son malade trouvera une installation balnéaire suffisante, il faut surtout qu'il connaisse par lui-même ou par les médecins consultants les résultats cliniques obtenus.

Pour ce qui est de Royat, sa composition chimique (bicarbonatée, chlorurée, lithinée-arsenicale) fournit déjà des indications théoriques concordantes avec les indications pratiques. Sa température, 35°,5 pour la Grande-Source qui est des plus abondantes (plus de 1.000 mètres cubes en 24 heures), sa richesse en acide carbonique, la rendent très propre à la balnéation. Les installations sont des plus complètes : bains à eau courante, douches minérales, piscines, salles d'inhalations, pulvérisations, hydrothérapie, etc., etc.

Nous croyons faire œuvre utile en publiant ce mémoire, nous ne nous appuyons que sur nos propres observations, en ne nous laissant guider par aucune idée théorique préconçue.

L'arthritisme abarticulaire (goutte et rhumatisme), comme nous l'avons dit dans un mémoire précédent, constitue la principale clientèle de notre station. On peut déjà en conclure que les affections pulmonaires chez ces diathésiques seront soulagées ou guéries à Royat. Si, comme le veut Sénac, l'arthritisme est synonyme de diathèse congestive, Royat est nettement indiqué, car ses eaux calment l'éréthisme nerveux, modifient heureusement la circulation générale, en un mot sont anti-congestives ; nous n'avons jamais en effet observé la plus légère hémoptysie pendant la cure.

Ces indications ne sont pas suffisantes, aussi allons-nous passer en revue les formes les plus fréquentes des affections pulmonaires d'origine arthritique.

Nous laissons de côté ces affections aiguës observées dans le cours ou au déclin d'un rhumatisme : pleurésie, congestion, œdème pulmonaire, pneumomie, etc., que nous n'avons jamais eu l'occasion d'observer à Royat. Un traitement thermal commencé même à la fin de la convalescence d'une de ces affections nous paraîtrait des plus téméraires.

Nous étudierons donc successivement les affections pulmonaires arthritiques chroniques, savoir :

1° Susceptibilité bronchique ;
2° Congestion pulmonaire ;
3° Bronchite spasmodique ;
4° L'asthme ;
5° La tuberculose chez les arthritiques ;
6° Enfin nous dirons quelques mots des affections bronchiques compliquées d'affection cardiaque.

Susceptibilité bronchique.

La plupart des rhumatisants ou des goutteux présentent une grande prédisposition aux inflammations des muqueuses des voies respiratoires, des bronches en particulier. Combien de malades se soignent eux-mêmes et ne demandent conseil à leur médecin que quand la bronchite est fébrile ou se prolonge plus que de coutume. Souvent, quand on examine un de ces arthritiques et qu'on lui demande s'il tousse, il a l'air d'être surpris de cette question, tellement c'est une chose habituelle pour lui que de s'enrhumer chaque hiver.

Ces bronchites plus ou moins profondes sont donc extrêmement fréquentes. Comme symptomatologie, elles ne présentent rien de particulier, le malade fait lui-même son diagnostic et institue son traitement. Le pronostic est-il aussi bénin qu'on le croit? Oui, le plus souvent, c'est-à-dire qu'avec la chaleur le rhume guérira, disparaîtra pendant l'été et à ce moment le malade se trouvera en parfaite santé. Mais viennent les froids, la scène recommencera et chaque fois l'on peut craindre de voir éclater quelque accident aigu. A la longue, il se produit de l'emphysème, le catarrhe deviendra chronique, le malade devra garder la chambre tout l'hiver, il pourra y avoir retentissement sur le cœur droit, etc., etc. N'oublions pas non plus que ces malades ont, au moins pendant leurs rhumes, une porte ouverte à la tuberculose. Si donc le pronostic est bénin immédiatement, il peut devenir grave par la suite.

Le traitement ne devra donc pas se borner à celui des accidents présents, il devra prévenir les accidents futurs. Nous ne voulons pas insister sur les indications hygiéniques, nous dirons seulement qu'une cure aux eaux minérales sera un adjuvant précieux.

La plupart de ces malades ne se plaignent pas seulement de ces accidents pulmonaires, ils sont plus ou moins dyspeptiques, sujets aux migraines, aux névralgies, aux douleurs rhumatoïdes, à certaines éruptions cutanées, le prurigo, l'urticaire, l'eczéma, l'érythème noueux. Les urines laissent déposer au fond du vase une poussière rougeâtre. Les sueurs sont faciles et abondantes (nouvelle cause de refroidissements), etc., etc.

Nous avons eu très fréquemment l'occasion d'observer à Royat de semblables malades. Les uns nous étaient adressés pour guérir cette susceptibilité, beaucoup soit pour une dyspepsie, soit pour une affection cutanée, etc.

Il serait oiseux de citer ici toutes ces observations qui se res-semblent toutes ; il n'y a de différence que dans l'époque du début et dans les affections concomitantes. Nous résumerons en deux mots les résultats obtenus : quand l'affection est très ancienne, compliquée d'emphysème, il y a une amélioration notable, nous voyons des malades revenir religieusement refaire chaque année le traitement des années précédentes et éviter ainsi leurs rhumes habituels. Quand la susceptibilité ne date que de quelques années, il y a une amélioration remarquable, le malade revient nous disant qu'il n'a eu qu'un seul rhume très court, souvent que l'hiver a été excellent. Quand le traitement a été suivi deux ou trois ans, la susceptibilité a disparu.

Il est bien entendu qu'entre chaque saison le malade aura une hygiène sévère et que le traitement hydro-minéral ne dispense pas de ces mesures élémentaires. Il va sans dire que les accidents arthritiques surajoutés sont améliorés parallèlement.

Cette susceptibilité bronchique n'est pas l'apanage de la vieillesse ou de l'âge mûr. Nous l'avons observée chez des jeunes gens, chez des enfants, et dans ce cas, l'amélioration a été bien plus rapide.

Chez ces malades il y a une tendance aux congestions pulmonaires, nous en avons la preuve indirecte dans l'examen des muqueuses nasales pharyngées et laryngée, car ces parties supérieures des voies respiratoires sont le siège de congestions habituelles faciles à constater. Cette congestion est légère, bénigne, mais, poussée plus loin, nous aurons des crachats sanguinolents, des hémoptysies, comme nous allons le voir dans le chapitre suivant.

Congestion pulmonaire.

Nous ne nous proposons pas dans ce chapitre de faire une étude complète de la congestion pulmonaire chez les arthritiques, nous renvoyons nos lecteurs aux intéressants travaux de Huchard sur cette question.

Notre but est simplement d'analyser les observations que nous avons recueillies. Nos malades se divisent en deux groupes : dans une première série nous rencontrons des sujets souffrants de bronchites fréquentes mais chez lesquels l'expectoration est quelquefois très légèrement hémorrhagique. Il y aurait un degré de plus que dans la congestion qui précède la bronchite. Cet accident mérite à peine la dénomination d'hémoptysie, car on n'observe le plus souvent que quelques filets de sang ou quelques crachats sanglants. Ces hémorrhagies sont rares, étant donné le nombre de bronchites, elles cessent spontanément et ne se produisent en général qu'une seule fois pendant la bronchite, au début le plus souvent. La gravité de cet accident est nulle ; dans nos observations les malades nous signalent de ces faits qui remontent à 2, 5, 10 ans, et la santé générale n'en paraît pas altérée.

Dans une seconde série, au contraire, la bronchite passe inaperçue, n'existe souvent pas, le phénomène principal est l'hémorrhagie pulmonaire qui peut atteindre des proportions effrayantes. Le plus souvent la cause est une impression de froid, impression passagère : une de nos malades ne pouvait mettre les mains dans l'eau froide sans avoir un ou deux crachats sanglants, deux autres avaient eu une hémorrhagie abondante après une douche froide. Chez quelques-uns l'impression de l'air froid avait été prolongée. L'année de la guerre a été fertile en accidents de ce genre. Sur vingt observations nous notons : 8 malades qui avaient eu du rhumatisme, 1 goutteux, 6 ne présentaient que des manifestations abarticulaires de l'arthritisme. Trois fois on ne note comme coïncidence qu'un état névropathique très prononcé. Deux fois il y avait hérédité rhumatismale sans manifestation chez le malade.

Chez les femmes, il y a souvent coïncidence avec la ménopause. Dans 9 cas, on note de la névropathie, un nervosisme très marqué. Chez aucun il n'y avait d'antécédents tuberculeux, une seule de nos malades est morte tuberculeuse. Tous sont très sensibles au froid. Enfin la congestion peut se faire sur d'autres organes (congestion hépatique, épistaxis, hémorrhoïdes).

Le pronostic, à part les cas d'hémoptysie abondante, est peu différent de celui de la susceptibilité bronchique. Le diagnostic est souvent difficile avec les congestions du début de la tuberculose.

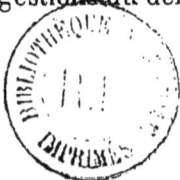

Cette erreur, que nous avons commise et que la marche de la maladie nous a fait rectifier, est peu grave au point de vue du traitement hydro-minéral, qui sera le même dans les deux cas.

Ce traitement consistera en inhalations, douches froides sur les pieds, eaux en boissons et quelquefois bains ou demi-bains malgré les appréhensions des malades.

Comme résultat immédiat, notons ce fait très important que *nous n'avons jamais eu pendant la cure la moindre trace de sang dans l'expectoration.*

Chez les malades que nous avons pu suivre, nous notons une diminution dans la fréquence des bronchites, peut-être même dans leur intensité ; mais comme les hémoptysies peuvent être rares, on ne peut tirer de conclusions d'une observation de quelques années seulement. Une malade est morte tuberculeuse. Enfin, chez deux malades suivis depuis 7 ans et dont l'un avait eu une hémoptisie très abondante, le sang n'a pas reparu, les bronchites, ont cessé et l'état général est parfait.

Bronchite spasmodique.

Les malades classés sous cette dénomination présentent, outre la bronchite, un élément spasmodique qui les a fait qualifier à tort d'asthmatiques. Nous trouverons tous les intermédiaires entre la bronchite avec oppression en disproportions avec les phénomènes d'auscultation et la vraie crise d'asthme. Il est difficile d'en tracer un tableau complet, de créer un type, chaque malade a, pour ainsi dire, sa physionomie particulière. La bronchite ouvre la marche, puis on voit apparaître tantôt le jour, le plus souvent le soir, une douleur rétrosternale, une sensation de chatouillement à la gorge qui provoque une toux sèche très pénible ; la dyspnée, d'abord légère, va en s'accentuant sans que rien à l'auscultation puisse en rendre compte ; le malade est soulagé quand il peut expectorer ; malgré ces rémissions l'oppression continue, à la fin tout rentre dans l'ordre. Ces accès peuvent arriver au début d'une bronchite, quelquefois ils se répètent, séparés par une période de bien-être de un ou plusieurs jours, pour ne cesser que quand la bronchite aura disparu. Dans quelques cas, l'élément spasmodique est pour ainsi dire isolé, il y a crise d'oppression sans bronchite.

Les quelques observations que nous publions feront voir quelle grande variété peuvent présenter les symptômes et la marche de la maladie.

OBS. I. — M. P... A 5 ans aurait eu une bronchite avec oppression très grande qui fut qualifiée d'asthme. Les années suivantes aurait vu revenir cette oppression toutes les fois qu'il s'enrhumait. Ces bronchites spasmodiques disparurent avec l'apparition d'un eczéma. On constate actuellement un peu d'eczéma sec des doigts. Depuis 8 jours, à la suite d'un rhume léger, l'oppression a reparu. A son arrivée à Royat l'accès persiste. A l'auscultation on trouve quelques râles sibilants. Dans la journée et surtout le soir, l'oppression augmente, puis diminue sans aucune intervention thérapeutique. Il commence son traitement et voit tous ces phénomènes s'amender puis disparaître très rapidement.

OBS. II. — Mme D... Depuis de nombreuses années bronchite compliquée d'accès d'oppression. La malade est réveillée la nuit par une quinte de toux avec oppression très grande qui disparaît après l'expectoration. La malade a eu il y a deux ans une pneumonie gauche très grave. Elle a en outre des poussées d'eczéma alternant avec les bronchites.

OBS. III. — M. B... En 1869 rhumatisme articulaire aigu qui avait été précédé d'un accès monoarticulaire. Il présente en outre assez fréquemment des érythèmes violacés symétriques accompagnés de démangeaisons (mains-pieds-nuque-scrotum) depuis cinq ans accès de dyspnée durant 5 à 10 minutes se produisant une ou deux fois par jour pendant 8 jours séparés par des intervalles de bien-être durant 1 mois. Ces accès ont disparu il y a 5 ou 6 mois. Il ne connaît aucune cause à ces accès ; ils sont cependant plus fréquents pendant l'hiver. Pas de bronchite. Pas de balancement entre la dyspnée et l'érythème. Légère obésité, granulations pharyngées, amygdales énormes. Rien dans les urines.

OBS. IV. — Mme A... Rhumatisante. Tempérament très nerveux, très impressionable, hystérique (?) Depuis 7 ans les accidents nerveux consistent en accès de suffocation intenses revenant à peu près tous les 6 mois. Le début est brusque, l'accès dure plusieurs jours avec une toux sèche quinteuse qui devient humide et moins pénible. Pendant le voyage qui l'amène à Royat la malade prit froid et arrive avec une crise : dyspnée très intense, orthopnée, thorax très sonore, respiration très courte, pas de râles. Tous les moyens employés pour faire cesser cet état restent sans résultat, la malade nous avertit d'ailleurs qu'il en est toujours ainsi. Le surlendemain de l'arrivée, amélioration qui marche très rapidement. Il ne reste plus qu'une toux quinteuse qui ramène un peu d'oppression. Nous envoyons la malade aux salles d'inhalation où elle éprouve un bien-être immédiat, remarquable, la crise se trouve abrégée. Le traitement est continué, la malade le supporte admirablement. Le médecin traitant nous a appris que l'amélioration avait continué.

Le fils de la malade, enfant de 8 ans, avait, depuis l'année précédente, présenté des phénomènes analogues mais moins intenses. Il fit aussi un traitement et s'en trouva bien.

Obs. V... — Mme G... Mère morte diabétique. Père goutteux mort hémiplégique. Catarrhe, emphysème avec accès d'oppression. Début il y a dix ans. Depuis quatre ans crises d'oppression presque périodiques revenant tous les deux jours. Aurait craché quelques filets de sang. Dyspepsie, pas d'amaigrissement. Approche de la ménopause. La malade est soulagée par son traitement. Ne revient pas les années suivantes. Nous l'avons revu quatre ans après, son état était à peu près le même, les crises sont cependant moins fréquentes. La malade qui, après Royat, avait fait des cures dans d'autres stations, nous affirme que le meilleur hiver qu'elle a passé est celui qui a suivi la cure à Royat. Elle se propose d'y revenir cette année.

Obs. VI. — Mme M... Mère hépatique. Dyspepsie gastro-intestinale avec constipation. Douleur sciatique légère. Crise d'hépatalgie avec ictère, à la suite accès de faux asthme. Oppression survenant le matin durant quelques heures. Les premières crises duraient deux jours, plus tard elles ne duraient qu'un jour et se reproduisaient tous les 8 jours environ. Rien ne les faisait prévoir si ce n'est un léger écart de régime, pas de phénomène critique. La malade avait un de ces accès à son arrivée à Royat. Le traitement les a fait disparaître complètement. L'amélioration s'est maintenue.

Obs. VII. — Mme F... Rhumatisme, nervosisme, susceptibilité bronchique, quelques fois légers filets de sang dans l'expectoration. Anémie, amaigrissement, ménopause. La bronchite est accompagnée d'accès de faux asthme durant de 1 à 2 heures, quelques fois une journée. Le temps humide les provoque.

Obs. VIII. — M. M... Nature très nerveuse, arthritique. Bronchite sibilante avec accès ressemblant à ceux de l'asthme, jamais d'arthropathie. Urine renfermant des dépôts uratiques. Pendant le cours du traitement, à la suite d'un embarras gastrique le malade a eu un peu de sibilance, mais cela a peu duré, le malade est parti très amélioré et cette amélioration s'est maintenue.

Notons dans ces observations la prédominance de cette affection dans le sexe féminin, la fréquence du tempérament nerveux, la variété des formes de la maladie, qui souvent ressemble à une vraie crise d'asthme. Beaucoup de malades avaient présenté auparavant une série de bronchites, de la congestion pulmonaire, de l'emphysème, ce qui autoriserait à admettre cette opinion que ces crises d'oppression ne sont autre chose qu'une congestion pulmonaire accidentelle chez un bronchitique ou un emphysémateux.

Notons aussi l'amélioration très souvent remarquable qu'ont éprouvé les malades après une ou plusieurs cures à Royat.

Nous avons choisi parmi nos observations celles où nous avons pu être témoin des crises d'oppression, car il vaut mieux voir que s'en tenir aux descriptions du malade, qui souvent sont exagérées. La présence de ce petit incident ne nous a pas empêché de commencer immédiatement le traitement ; sous son influence, la dyspnée a cessé rapidement et le malade a pu achever sa cure sans nouvelle crise.

Asthme.

La plupart des auteurs qui ont écrit sur l'asthme ont noté sa fréquence chez les goutteux (Garrod, Guéneau de Mussy, Durand-Fardel, Rendu, Lécorché). Ces accès peuvent s'observer chez des goutteux, chez des descendants de goutteux n'ayant pas encore eu d'accès de goutte, ils peuvent coïncider ou alterner avec d'autres manifestations viscérales, ils peuvent être l'unique manifestation arthritique chez des sujets issus de race goutteuse.

On admet aussi, mais comme moins fréquents, les rapports de l'asthme et du rhumatisme. Chez nos malades, nous avons noté assez souvent du rhumatisme vrai, soit dans l'hérédité, soit dans les antécédents. Dans ces cas (8 observations) l'asthme avait été précédé de bronchite spasmodique, les malades faisant parfaitement la différence de ces deux stades de leur affection.

Chez quelques sujets, dans l'intervalle des crises, il y avait des bronchites à répétition presque tous les ans.

Chez un malade de famille rhumatisante qui n'avait jamais eu que des douleurs articulaires légères, mais qui était gros mangeur et gros buveur, qui n'avait jamais eu que des bronchites simples avec un peu d'oppression, on voit l'asthme entrer en scène avec la goutte à la suite d'un traumatisme. Dans un accident de voiture il eut une plaie superficielle du flanc gauche. Avant que la plaie soit guérie, crise d'asthme, puis ensuite accès de goutte. Le choc avait suffi pour transformer une bronchite très légèrement spasmodique en asthme et le rhumatisme vague en accès de goutte. Chez deux malades le premier accès eut lieu pendant le déclin d'une pleurésie. Un de nos malades, rhumatisant, fils de goutteux, a eu, de 5 à 25 ans, de très nombreux accès d'asthme. (Le malade dit que ces accès revenaient tous les soirs. Il n'y a pas de doute sur les descriptions qu'il en a fait : il n'obtenait du soulagement qu'avec la poudre de Cléry, les cigarettes d'Espic, le datura, etc., etc.) Depuis 3 ou 4 ans, disparition des accès. Depuis 2 ans, bronchite. Actuellement, tuberculose avancée du poumon.

Rien autre de spécial à signaler dans l'étiologie et la symptomatologie de l'affection.

Les résultats obtenus par une cure à Royat sont des plus intéressants. Une malade qui, l'année précédente, avait eu 22 accès d'asthme n'en a présenté aucun pendant l'année qui a suivi la cure.

Le traitement de l'année suivante a été malheureusement interrompu pour des raisons de famille, et la malade a été perdue de vue. Chez les autres malades les crises n'ont pas reparu pendant l'année qui a suivi la cure, qu'ils ont renouvelé d'ailleurs et que nous reverrons sans doute à Royat.

Tuberculose pulmonaire.

Nous avons déjà étudié cette question dans un mémoire précédent, les observations que nous avons recueillies depuis ne modifient en rien notre manière de voir. La tuberculose est fréquente chez les arthritiques. Les affections pulmonaires étudiées précédemment : bronchites fréquentes, bronchite spasmodique, congestion pulmonaire, asthme sont autant de causes prédisposantes à l'infection. Nous avons en effet noté très fréquemmeut chez nos malades ces affections avant le début de la tuberculose. On peut aussi regarder les bronchites et les congestions pulmonaires comme les premiers symptômes de la tuberculose pulmonaire.

Un arthritique est donc au moins autant qu'un autre susceptible de devenir tuberculeux. Landouzy dit même que l'arthritisme paraît après la scrofule le meilleur moyen d'arriver à la tuberculose.

L'arthritisme modifie la marche de la tuberculose, les arthritiques font tout à la sclérose ; assaillis par les tubercules, ils restent scléreux. Tous les auteurs sont à peu près d'accord pour reconnaître que cette tuberculose arthritique a une marche très chronique et une tendance à la guérison. N'oublions pas cependant que cette marche lente peut être accélérée par des accidents aigus qui peuvent se dissiper, ou au contraire aboutir à une forme rapide. Deux des malades que nous avons suivis pendant quelques années ont succombé à des accidents de ce genre. Enfin la granulie peut se développer chez de tels sujets. La marche se fait donc par poussées qui peuvent guérir et se produire à de grands intervalles ; une bonne hygiène peut reculer indéfiniment ces accidents aigus.

Il est inutile de publier les observations que nous avons recueillies, il suffira de noter les particularités que présente la symptomatologie de cette forme de tuberculose.

D'une manière générale, comme le fait remarquer Ferrand, il y a disproportion entre les symptômes locaux et les phénomènes généraux, ceux-ci prédominant ou devançant l'apparition des signes locaux. La dyspnée est intense, l'emphysème s'observe fréquemment, la toux est quinteuse, se rapprochant de celle observée dans la bronchite spasmodique, l'expectoration est peu abondante, enfin les hemoptysies, souvent très abondantes, sont fréquentes.

Ces malades présentent en outre le plus souvent des troubles digestifs : anorexie, dyspepsie, un certain degré d'anémie, des

troubles nerveux, des éruptions variées, enfin toutes les manifestations de l'arthritisme articulaire ou abarticulaire.

Les eaux de Royat, alcalines, ferrugineuses, arsenicales, prises
à l'intérieur remplissent plusieurs indications : les inhalations
calment la toux, la dyspnée, font disparaître les accidents bron-
chitiques ; les bains, par leur action excitante à la peau, trouvent
aussi leur indication.

Si, comme on l'a dit précédemment, on voit après la cure disparaître ou diminuer la susceptibilité bronchique, les hémoptysies, la toux spasmodique, il est facile d'en conclure que les arthritiques avec menace de tuberculose doivent éprouver une
grande amélioration à notre station.

En même temps que les accidents locaux sont enrayés, on voit
l'état général subir une transformation encore plus marquée :
l'appétit revient, les digestions sont plus faciles, beaucoup de nos
malades ont augmenté de poids pendant les trois semaines de leur
séjour ; l'anémie diminue.

Parmi les malades que nous avons pu suivre, tous ont ressenti
une grande amélioration immédiate laquelle a persisté le plus
souvent. Deux seuls de ces malades ont succombé, nous l'avons dit,
à des accidents aigus rapides. Pour cinq d'entre eux cette amélioration équivaut à une guérison (disparition des accidents pulmonaires, retour des forces, reprise des occupations sans être obligé
de passer l'hiver dans les climats chauds.

Nous insistons sur ce point que la cure ne peut se faire qu'à une
époque éloignée des épisodes aigus, fréquents chez les arthritiques, que nous avons signalés.

Outre les arthritiques avec tuberculose au début, nous avons
eu l'occasion d'observer toutes les variétés de tuberculose chronique ; souvent même des malades ayant forcé la main de leurs
médecins nous arrivent porteurs de lésions avancées, de caver-
nules, de cavernes, voire même avec la tuberculose d'autres organes. Ces malades n'ont retiré aucun bénéfice de leur traitement, sinon celui que leur aurait procuré un séjour à la
montagne, loin de leurs affaires, de leurs soucis. Un certain
nombre aurait certainement retiré un bénéfice d'un traitement à
une station sulfureuse froide ou chaude. Il est malheureusement

souvent difficile de faire comprendre à un client qu'il doit modifier son itinéraire ; le traitement institué sera donc modifié, mitigé, pour ne pas dire nul.

Comme conclusion : n'envoyer à Royat que les arthritiques menacés de tuberculose, ou chez lesquels la maladie est au début et dans ce cas à une période assez éloigné des accidents aigus.

Bronchites chez les rhumatisants atteints d'affection cardiaque.

Tout le monde connaît la prédisposition des sujets atteints d'affection cardiaque à prendre des bronchites avec congestion pulmonaire. Ces malades doivent-ils être envoyé à Royat ?

Nous avons eu l'occasion d'observer quelques cas de ce genre. En surveillant très attentivement le traitement, l'affection cardiaque ne sera pas aggravée, mais la bronchite ne sera pas améliorée.

Ce résultat était à prévoir. Pour guérir ces bronchites, il faut avant tout mettre le cœur en état de fonctionner, régulariser la circulation, etc., etc. Une cure à Royat, est donc contre-indiquée.

CONCLUSIONS

1° Les arthritiques peuvent présenter des accidents pulmonaires chroniques qui se classent de la façon suivante : susceptibilité bronchique ; congestion pulmonaire ; bronchite spasmodique ; asthme ; tuberculose pulmonaire. Ces affections peuvent se combiner chez le même sujet. Toutes sont améliorées par un traitement hydro-minéral à Royat.

2° Ces malades sont le plus souvent porteurs d'autres manifestations abarticulaires de l'arthritisme qui sont améliorées simultanément.

3° Le traitement devra être continué plusieurs années consécutivement, sous peine de perdre le bénéfice obtenu. Plus l'affection est ancienne, plus le traitement devra être prolongé.

4° L'âge du malade modifie le mode de traitement, mais n'est pas une contre-indication.

5° Les affections pulmonaires chroniques, non arthritiques, chez des sujets porteurs d'une autre affection justiciable de Royat, ne sont pas une contre-indication.

6° Il ne faut pas envoyer à Royat les arthritiques avec accidents pulmonaires aigus, ou à une époque relativement rapprochée de ces accidents.

7° Les tuberculeux non arthritiques ou ceux qui, bien qu'arthritiques, présentent des lésions cavitaires avancées, ne retireront aucun bénéfices d'un traitement à Royat.

8° Les bronchites dépendant d'une affection cardiaque devront s'abstenir d'une cure à Royat.

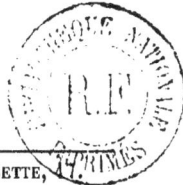

13552. — PARIS. IMPRIMERIE F. LEVÉ, RUE CASSETTE, 17.

www.ingramcontent.com/pod-product-compliance
Lightning Source LLC
Chambersburg PA
CBHW050446210326
41520CB00019B/6091